DAS

EDISON-GLÜHLICHT

und seine Bedeutung für

Hygiene und Rettungswesen.

Springer-Verlag Berlin Heidelberg GmbH
1883

ISBN 978-3-662-40773-8 ISBN 978-3-662-41257-2 (eBook)
DOI 10.1007/978-3-662-41257-2

INHALT.

Entspricht die künstliche Beleuchtung unserer Wohnräume, der Schulzimmer und Hörsäle, der Theater, der Concerthallen, der Fabriken und aller der Räume, in denen sich zeitweilig viele Menschen aufhalten, den Anforderungen der heutigen Gesundheitspflege?

Nein! —

Die geographische Lage der Länder, welche als Culturstaaten die Führung haben, bedingt die Zunahme der dunklen Tageszeit in den Herbst- und Wintermonaten und zwingt die Culturvölker zur ausgedehnten Anwendung der künstlichen Beleuchtung, damit auch der Theil des Tages ausgenutzt werden kann, welchen die früh eintretende Dunkelheit der Arbeit entzieht.

Nur durch die Verlängerung des Tages durch künstliche Beleuchtung ist das rasche Aufblühen der Cultur möglich geworden, ebenso wie ihre Entwicklung gleichen Schritt mit den Verbesserungen auf dem Gebiete des Beleuchtungswesens hält. Eine Rückkehr zu der Beleuchtung, wie sie im Anfang dieses Jahrhunderts gebräuchlich war, wäre gleichbedeutend mit einem Rückschritt in der Cultur.

Das Lichtbedürfniss hat sich allmälig gesteigert und dem Verlangen nach vermehrter Helligkeit ist durch die jetzt allgemein gewordenen Arten der Beleuchtung Rechnung getragen. Gleichzeitig aber hat die Vermehrung und Verstärkung der Lichtquellen Uebelstände im Gefolge, welche die moderne Gesundheitslehre auf Grund streng wissenschaftlicher Untersuchungen feststellte. Es sind dies: die Verderbniss der Luft in geschlossenen Räumen durch Erwärmung und durch Zufuhr von schädlichen Produkten der Verbrennung, sowie der nachtheilige Einfluss der gebräuchlichen Lichtquellen auf die Augen.

I.

Beleuchtung und Luftverderbniss.

Die Ueberhitzung geschlossener Räume durch Gasflammen ist eine zu bekannte Thatsache, als dass sie mehr als eines Hinweises bedürfte. Nur mag hier darauf aufmerksam gemacht werden, dass der Aufenthalt in solchen überhitzten Räumen und der Austritt in das Freie, namentlich im Winter, den menschlichen Organismus einem Wechsel von Temperaturunterschieden aussetzen, der in häufigen Fällen die Veranlassung zu Erkältungen und Krankheiten wird. Eine ganze Reihe der Winter-Siechthümer muss der hohen Temperatur zugeschrieben werden, welcher der Mensch in den zwar genügend erhellten, aber zugleich überhitzten Räumen zeitweilig sich aussetzt. Unsere Theater, unsere Concertsäle, die Lokalitäten der Restaurants, der Cafés und der Bierhäuser, wie nicht minder die Gesellschaftsräume der Privathäuser, leiden sammt und sonders an Ueberhitzung der Luft durch die gebräuchliche künstliche Beleuchtung, welche daher den hygienischen Anforderungen der Jetztzeit in dieser Beziehung keineswegs entspricht. Die Erfahrung jedes Einzelnen wird das eben Gesagte bestätigen.

Nicht minder schädlich als die zu starke Erwärmung der Luft in geschlossenen Räumen ist die Verderbniss derselben durch die Verbrennungsprodukte, welche jede Flamme, einerlei ob Kerzen-, Oel-, Petroleum- oder Gasflamme, unausgesetzt entwickelt.

In erster Linie kommt die Kohlensäure in Betracht, die überall entsteht, wo Verbrennungen stattfinden und die nicht nur von den zur Beleuchtung dienenden Flammen erzeugt wird, sondern auch von dem Menschen, der, so lange er athmet, einen Verbrennungsprocess unterhält und mit jeder Ausathmung Kohlensäure aushaucht. In einem mit Menschen gefüllten und durch viele Flammen erleuchteten Raume wird daher die Luft insofern verschlechtert, als Menschen und Flammen derselben Sauerstoff entziehen, den sie in Kohlensäure umsetzen, welche der Luft zurückgegeben wird.

Dazu kommt, dass beide, sowohl Menschen, wie Flammen zur Steigerung der Temperatur beitragen, da auch der Mensch fortwährend einen Theil der in seinem Organismus erzeugten Wärme an seine Umgebung abgiebt.

Das Unwohlbefinden mancher Personen in geschlossenen, überfüllten und überhitzten Räumen, welches sich von unverkennbarem Unbehagen, bis zur wirklichen Ohnmacht je nach der Constitution des Einzelnen steigern kann, hat seine Ursache in der künstlichen Beleuchtung. Die Luft der Arbeitssäle, in denen viele Flammen brennen, ist oft derart, dass sie schädigend auf die Gesundheit der Arbeiter einwirkt, ihnen die Spannkraft nimmt, welche ihre Thätigkeit erfordert, und sie elend macht. Dasselbe gilt von Hörsälen und anderen Versammlungsorten und somit ergiebt sich, dass die Arbeit, das Ringen nach Wissen und Erkenntniss und selbst die Erholung, welche Kunst und gesellige Vereinigung gewähren sollen, insofern als sie des durch die übliche künstliche Beleuchtung verlängerten Tages bedürfen, mit Aufopferung des Wohlbefindens und gar häufig der Gesundheit erkauft werden müssen.

Zur Abhülfe dieser Uebelstände ist seit langer Zeit die ausreichende Zufuhr von frischer Luft durch Ventilation vorgeschlagen worden. Es hat sich aber herausgestellt, dass eine ausreichende Ventilation ungemeine Schwierigkeiten darbietet und dieselbe nur durch maschinelle Einrichtungen erzielt werden kann, welche mit Kosten verbunden sind, wesshalb dieselben bis jetzt nur in einigen Theatern und ähnlichen Zwecken dienenden Lokalen gefunden werden.

Ganz anders und vortheilhafter gestalten sich jedoch die Verhältnisse, wenn geschlossene Räume durch Lichtquellen erleuchtet werden, welche nur geringe Wärme entwickeln und weder Sauerstoff verbrauchen, noch der Luft Verbrennungsprodukte zuführen. Alsdann ist es auch möglich, durch verhältnissmässig einfache Ventilationsvorkehrungen den erforderlichen Luftwechsel zu bewerkstelligen und nach dieser Richtung hin den Anforderungen der Hygiene Rechnung zu tragen.

Eine Beleuchtung, welche die eben genannten Vortheile bietet, liefert das elektrische Glühlicht.

Ehe wir demselben unsere specielle Aufmerksamkeit widmen und seiner anderweitigen Vorzüge gedenken, ist es nothwendig, den Einfluss der gebräuchlichen Beleuchtungsarten auf die Luft hinsichtlich der Erwärmung und der Verunreinigung zu betrachten. Bemerkt sei noch, dass unter dem Ausdruck „Calorie“ diejenige Wärmemenge zu verstehen ist, welche einem Kilogramm Wasser zugeführt werden muss, um dasselbe um einen Grad Celsius zu erwärmen. Eine Calorie gilt als Wärmeeinheit.

Indem die verschiedenen Lichtquellen in Bezug auf die von ihnen entwickelte Kohlensäuremenge und Wärmeeinheiten (Calorien) verglichen werden, erhält man einen Massstab für ihren mehr oder minder schädlichen resp. günstigen Einfluss im Sinne der Hygiene, nach deren Lehre bereits die Luft als ungesund gilt, welche mehr als 0,0007 oder 0,001 Kohlensäure enthält. Die durch den Lebensprocess erzeugte Kohlensäure beträgt bei einem erwachsenen Manne ungefähr 20 l, während ein gewöhnlicher Gasbrenner von 8—10 Normalkerzen Leuchtkraft etwa 80 l entwickelt, so dass eine einzige Gasflamme gegen viermal soviel Sauerstoff verbraucht und Kohlensäure liefert als ein Mensch. Ein durch hundert solcher Gasflammen erleuchteter Raum ist daher so zu betrachten, als wenn sich vierhundert Menschen in demselben ohne Beleuchtung aufhielten, und rechnet man die Gasflammen in kleinen Sälen und Zimmern in gleicher Weise als Personen aus, so ist man nicht nur im Stande, sich ein annäherndes Bild von dem Luftverbrauch und der Luftverderbniss zu machen, sondern wird finden, dass die meisten Gesellschaftsräume bei starkem Besuche meistens überfüllt sind, wenn die Zahl der Gasflammen mit vier multiplicirt und als athmende Menschen betrachtet, der Zahl der anwesenden Personen hinzu addirt wird.

In ähnlicher Weise verhalten sich die übrigen Beleuchtungsarten, mit Ausnahme des elektrischen Glühlichts. Die für dieselben erforderlichen Luftmengen, welche zugeführt werden müssen, wenn der Grenzwerth der Kohlensäure von 1 pro Tausend nicht überschritten werden soll, sind aus den folgenden Resultaten*) genauer Untersuchungen ersichtlich.

1) Kerzenbeleuchtung. Eine Stearinkerze, welche in der Stunde 11 gr verbraucht und 15 l Kohlensäure entwickelt,

*) Breymann-Scholtz, Allgemeine Bau-Constructions-Lehre IV. Theil 1881. S. 215.

bedarf stündlich einer Zuführung von 30 cbm Luft. Es werden ungefähr 106 Calorien entwickelt, welche das erforderliche Ventilationsquantum von 30 cbm um 12,4 Grad erwärmen.

2) Gasbeleuchtung. Ein Flachbrenner von 10 Normalkerzen Lichtstärke verbraucht stündlich 127 l Gas, wobei 86 l Kohlensäure erzeugt werden. Diese 86 l benöthigen 172 cbm Luft. Durch den Brenner werden stündlich 865 Calorien erzeugt, welche die einzuführende Luftmenge um 17,9 Grad erwärmen.

3) Elektrische Bogenlicht-Beleuchtung. Nach den Angaben von Fontaine verbrennen bei einer elektrischen Bogenlichtlampe, welche ein gleichmässiges Licht von der Stärke von 100 Schnittbrennern giebt, stündlich 5 cm Kohlenstäbe von 1 qcm Querschnitt. Es werden also im Maximum 12 gr oder ungefähr 22 l Kohlensäure erzeugt, so dass stündlich nur 44 cbm Luft hinzugeführt zu werden brauchen.

4) Elektrisches Glühlicht. Da bei dieser Beleuchtung nicht durch einen verbrennenden, sondern vielmehr durch einen glühenden, in einer Glasglocke luftdicht eingeschlossenen Körper (Kohlenbügel) das Licht entsteht, so findet eine Erzeugung von Kohlensäure nicht statt, und ist daher eine Luftzuführung für die Beleuchtung in diesem Falle überhaupt nicht erforderlich. Ferner ist die Wärmeentwickelung der Glühlampen eine ausserordentlich geringe. Bei einer stündlichen Erzeugung von 100 Normalkerzen durch Glühlicht werden nur 290—536 Calorien — dagegen durch einen gewöhnlichen Gasbrenner 12 150 Calorien — entwickelt.

Vorstehende Zahlen beweisen hinsichtlich des Einflusses der künstlichen Beleuchtung auf die Luft in geschlossenen Räumen schlagend die Ueberlegenheit der elektrischen Beleuchtung, speciell der Glühlichtbeleuchtung. Bei letzterer findet eine Entwicklung von irgend welchen Gasen überhaupt nicht statt, und erwärmen sich die Lampen so wenig, dass man sie bequem nach einigen Stunden Brenndauer mit der Hand anfassen und sogar in Wasser tauchen kann, ohne dass sie zerspringen. Die geringe Wärmeentwickelung der Glühlampen hat auch Prof. Dr. Weinhold in Chemnitz durch einen sehr interessanten Versuch nachgewiesen. — Er benutzt zu demselben einen Streifen Papier, welcher mit einem Anstrich von Jodkupferquecksilber versehen ist. Diese, bei gewöhnlicher Temperatur hellrothe Substanz färbt sich bei Erwärmung auf 60—70° C. dunkelbraun und wird bei Abkühlung wieder roth, wenn sie nicht zu weit über die genannte Temperatur erhitzt wurde. Wickelt man nun diesen Streifen um eine brennende Glühlampe, so wird er langsam braun und nach dem Abnehmen sofort wieder hellroth, während eine kurze Berührung mit dem Cylinder der Gaslampe hinreicht, den Farbstoff dauernd zu zerstören und eine längere Berührung, selbst das Papier zu verkohlen.

Zu dem vorliegenden Capitel hat Dr. Ferdinand Fischer aus Hannover anlässlich der am 16.—19. Mai d. J. stattgehabten Sitzungen des Vereins für Gesundheitstechnik und des Vereins für öffentliche Gesundheitspflege höchst werthvolle Beiträge*) geliefert. Derselbe hat mit 16 verschiedenen Beleuchtungsarten eingehende Versuche angestellt und für jede den erforderlichen Kraft- bezw. den Materialbedarf, die erzeugte Menge an Wasser, Kohlensäure und Wärme bestimmt und aus den gefundenen Zahlen die nebenstehende höchst interessante Tabelle zusammengestellt.

---

*) Dingler's Journal 1883 Bd. 248 S. 375.

Für die stündliche Erzeugung von 100 Kerzen sind erforderlich:		Dabei werden entwickelt:		
Beleuchtungsart	Menge	Wasser k	Kohlensäure cbm b. 0°	Wärme-Calorien
Elektr. Bogenlicht	0,09—0,25 Pferdest.	0	0	57—158
„ Glühlicht	0,46—0,85 „	0	0	290—536
Leuchtgas, Siemens' Regenerativlampe	0,35—0,56 cbm	—	—*)	etwa 1500
Leuchtgas, Argandbrenn.	0,8 cbm (—2)	0,86	0,46	4860
„ Zweilochbr. .	2 cbm (—8)	2,14	1,14	12150
Erdöl, grosser Rundbrenn.	0,28 kg	0,37	0,44	3360
„ klein. Flachbrenn.	0,60 „	0,80	0,95	7200
Solaröl, hygien. Lampe von Schuster & Baer .	0,28 „	0,37	0,44	3360
Solaröl, kleiner Flachbrenner	0,60 „	0,50	0,95	7200
Rüböl, Carcellampe . . .	0,43 „	0,52	0,61	4200
„ Studirlampe	0,70 „	0,85	1,00	6800
Paraffin	0,77 „	0,99	1,22	9200
Walrath	0,77 „	0,89	1,17	7960
Wachs	0,77 „	0,88	1,18	7960
Stearin	0,92 „	1,04	1,30	8940
Talg	1,00 „	1,05	1,45	9700

*) Bei den Siemens'schen Regenerativbrennern werden die entwickelten Gase nach aussen abgeführt und kommen daher hier nicht in Betracht.

Aus den Angaben dieser Tabelle ersieht man zahlengemäss, wie wenig gerade die jetzt allgemein gebräuchliche Beleuchtungsart nämlich die Gasbeleuchtung, im Einklang mit den berechtigten Forderungen der Hygiene steht.

Diese Uebelstände, welche schon längst deutlich empfunden wurden, bevor sie durch Männer der Forschung wissenschaftliche und unwiderlegliche Begründung erhielten, drängten auf eine Reform des Beleuchtungswesens, das eine zu wichtige, zu einschneidende Rolle in unserm gesammten Culturleben spielt, als dass ihm nicht von den verschiedensten Seiten, sowohl von der geschäftlich praktischen, als von der hygienischen Aufmerksamkeit geschenkt werden musste, und veranlassten Theoretiker und Praktiker nach einem neuen Beleuchtungsmittel als Ersatz für das Gaslicht zu suchen, welches wohl die Tugenden, nicht aber die Nachtheile des letzteren besässe. Aus dieser Erkenntniss thatsächlicher Missstände erklären sich die vielfachen Bestrebungen, dem elektrischen Lichte Eingang zu verschaffen.

Edison, der geniale Amerikaner, war es, der sich die Aufgabe stellte, ein elektrisches Licht herzustellen, das nicht durch blendenden Effekt das Gaslicht übertrumpfen, sondern als Ersatz des Gaslichtes, dasselbe durch eine Reihe von Vorzügen übertreffen sollte, die in der leichten Handhabung, der geringen Wärmeentwicklung, gänzlichem Ausschluss von Sauerstoffverbrauch und Erzeugung von Verbrennungsgasen und in der Vermeidung von Feuersgefahr bestehen.

Trotz unüberwindlich scheinender Schwierigkeiten, trotz jener Verhöhnung, mit welcher die Oberflächlichkeit jedem grossen und neuen Gedanken entgegentritt, liess Edison sich nicht irre machen, sondern gelangte zu dem selbstgesteckten Ziele, zu der praktisch nicht nur möglichen, sondern thatsächlich Vortheile und Vorzüge bietenden elektrischen Beleuchtung mittelst Glühlampen.

Es gelang ihm die Theilung des elektrischen Stromes in erwünschter Weise, die Speisung der Lampen mit Elektricität von Centralstellen, die einfachste Construktion der Lampen und die vortheilhafteste Umwandlung der mechanischen Kraft in elektrische, so dass die Beleuchtung mit elektrischen Glühlampen sich von Tag zu Tag mehr Bahn zu brechen vermag.

Schon allein der Umstand, dass die Glühlampe, deren goldiges, klares Licht das der Gasflamme an Schönheit übertrifft, keine Verbrennungsgase liefert, weder das giftige Kohlenoxydgas noch schweflige Säure- und Schwefelwasserstoffgas, welche letzteren z. B. die Farben werthvoller Stoffe zerstören und Metallwaaren schwärzen, geben dem Glühlichte zur Beleuchtung von Läden und Magazinen den Vorzug vor dem Leuchtgase, dessen freiwilliges Ausströmen ausserdem schon oft zu Vergiftungen mit tödtlichem Ausgange Veranlassung gab. Es hat sich die Glühlichtbeleuchtung in Theatern und Sälen bereits vorzüglich bewährt, wie aus dem folgenden Gutachten vom Prof. von Pettenkofer, mit besonderem Bezug auf die Hygiene, hervorgeht.

HYGIENISCHES INSTITUT
der
kgl. Ludwig-Maximilians-Universität.
München.

Betreff: Beleuchtung des kgl. Residenztheaters in München mit Gas und mit elektrischem Licht.

Bei den auf Ihren und des Herrn Professors Dr. Ernst Voit Wunsch im königl. Residenztheater dahier vom hygienischen

Institute vorgenommenen vergleichenden Untersuchungen zwischen Gasbeleuchtung und elektrischer Beleuchtung wurde die Temperatur und der Kohlensäuregehalt der Luft gleichzeitig im Parket, im I. und im III. Range (Gallerie) ermittelt, und wurden diese Bestimmungen sowohl bei leerem Hause, als auch während Theatervorstellungen vorgenommen.

Ich kann vorerst nur auf die Resultate der Temperatur-Beobachtung bei beiden Beleuchtungsarten Gewicht legen. Die Kohlensäurebeobachtungen haben namentlich bei besetztem Hause ein Resultat ergeben, dessen Constatirung noch eine grössere Anzahl von Versuchen und an mehreren Punkten des Theaters erheischt.

Bei leerem Hause waren nie mehr als 10 bis 15 Personen auf der Bühne und im Zuschauerraum zugegen, der Vorhang blieb offen, und wurde sowohl die Bühne als auch der Zuschauerraum über 1 Stunde lang in voller Beleuchtung erhalten. Die Temperatur wurde an den genannten drei Stellen von 5 zu 5 Minuten beobachtet.

Bei besetztem Hause waren nach Ausweis der Theaterkasse jedesmal zwischen 500 und 600 Personen im Zuschauerraume anwesend, und wurden die Thermometer von 10 zu 10 Minuten beobachtet.

Die Temperatur stieg sowohl bei leerem, als auch bei besetztem Hause vom Minimum am Anfang mit ganz unbedeutenden einzelnen Gegenschwankungen bis zum Maximum am Ende, und finden sich die Zahlen und die Differenzen zwischen Maximum und Minimum in beifolgender Tabelle (s. Seite 16) angegeben.

Es geht daraus zur Evidenz hervor, wie verhältnissmässig wenig die Luft durch die elektrische gegenüber der Gasbeleuchtung erhitzt wird. Selbstverständlich ist der Unterschied bei leerem Hause am grössten; bei besetztem Hause kommen neben der von den Zuschauern und Mitspielenden entwickelten Wärme noch mancherlei Störungen vor. Der Zuschauerraum ist vor Beginn der Vorstellung voll beleuchtet, die Bühne nicht; während des Aktes wird die Beleuchtung des Zuschauerraums sehr reducirt und die auf der Bühne nach Bedürfniss gesteigert; im Zwischenakte ändert sich das Verhältniss wieder ins Gegentheil um, und lassen sich diese Umänderungen quantitativ nicht gut verfolgen.

Zum genaueren Vergleich eignen sich daher streng genommen nur die Resultate bei leerem Hause, wo während der Versuchsdauer an der Stärke der Beleuchtung der Bühne und des Zuschauerraums nichts geändert wurde und der Vorhang immer aufgezogen blieb.

Aus diesen Versuchen sieht man, dass bei leerem Hause die Differenz in der Temperaturerhöhung im obersten Range bei Gasbeleuchtung 10 Mal (9,2 : 0,9) grösser ist als bei elektrischer Beleuchtung. In den unteren Räumen des Hauses werden die Differenzen selbstverständlich kleiner.

Auch bei besetztem Hause beträgt die Differenz noch 6 Grade Celsius, indem auf der Gallerie bei Gasbeleuchtung 29° C. (= 23,2° Réaumur) und bei elektrischer Beleuchtung 23° C. (= 18,4° Réaumur) beobachtet wurde. Bei elektrischer Beleuchtung war die Temperatur im III. Range (23° C.) nicht einmal so hoch wie bei Gasbeleuchtung schon im I. Range.

Es darf noch darauf aufmerksam gemacht werden, dass bei den Versuchen mit Gasbeleuchtung die Temperatur im Freien niedriger war, als bei den Versuchen mit elektrischer Beleuchtung, so dass also letztere jedenfalls nicht im Vortheile war.

Die Kohlensäure der Luft anlangend, kann ich nur bemerken, dass bei leerem Hause die wesentlich nur von den Gasflammen stammende Kohlensäurevermehrung sich gleichfalls in einem ähnlich steigenden Grade bemerkbar machte, wie die Temperatur. Zu Anfang des Versuchs war der Kohlensäuregehalt der Luft im Zuschauerraum . . . . . 0,4 pro mille

bei Gasbeleuchtung nach einer halben Stunde:

im	Parket	0,5	„	„
„ I.	Range	1,1	„	„
„ III.	„	1,4	„	„

nach einer weiteren halben Stunde:

im	Parket	0,6	„	„
„ I.	Range	1,0	„	„
„ III.	„	2,0	„	„

Bei elektrischer Beleuchtung:

Anfangs		0,4	„	„
nach einer Stunde im	Parket	0,5	„	„
„ I.	Range	0,5	„	„
„ III.	„	0,6	„	„

Da die elektrische Beleuchtung nach Edison gar keine Kohlensäure liefert, so muss diese geringe Kohlensäurevermehrung bei elektrischer Beleuchtung der Gegenwart von einigen Arbeitern auf der Bühne und von den die Beobachtungen Ausführenden zugeschrieben werden.

Bei besetztem Hause hätte man eine ebenso merkliche Differenz im Kohlensäuregehalte der Luft zwischen Gas- und elektrischer Beleuchtung erwarten mögen, wie bei leerem Hause, die sich aber nicht ergeben hat.

Bei besetztem Hause betrug das beobachtete Kohlensäure-Maximum bei Gasbeleuchtung 2,3 pro mille
„ elektrischer Beleuchtung 1,8 „ „

Die Ursachen des scheinbaren Widerspruchs sind jedenfalls mehrere. Die Kohlensäure stammte aus zwei Quellen, die nicht immer gleichmässig flossen: einmal von den Gasflammen, dann von den Menschen im Zuschauerraum und auf der Bühne. Akt und Zwischenakt bringen sowohl auf der Bühne als auch im Zuschauerraum uncontrolirbare Wechsel hervor. Ferner ändert sich der Luftwechsel im Zuschauerraum, je nachdem sich Logenthüren öfter oder seltener, mehr oder weniger weit öffnen und schliessen. Ferner bewirkt die Temperaturdifferenz zwischen Theater und freier Luft, z. B. die grössere Hitze bei Gasbeleuchtung, naturgemäss eine verstärkte Ventilation, wozu namentlich auch der Gas-Kronleuchter im Zuschauerraum beiträgt. Bei elektrischer Beleuchtung ist entsprechend der geringeren Temperaturdifferenz zwischen innen und aussen auch ein geringerer Luftwechsel bedingt, weshalb die von den Menschen erzeugte Kohlensäure nicht in dem Maasse wie bei der Gasbeleuchtung entweicht. Die bei Gasbeleuchtung verstärkte Ventilation wird auch die Ursache sein, weshalb bei besetztem Hause der Unterschied der Temperaturen zwischen Gas- und elektrischer Beleuchtung nicht so gross gefunden wurde wie bei leerem Hause.

Aus den vorliegenden Untersuchungen lassen sich mit Bestimmtheit zwei Schlüsse ziehen:

1) dass die elektrische Beleuchtung im hohen Grade die Ueberhitzung der Luft im Theater verhindert;

2) dass sie allerdings an und für sich nicht im Stande ist, die Ventilation des Theaters entbehrlich

zu machen, dass sie aber eine geringere Ventilation desselben erfordert, als die Gasbeleuchtung, bei welcher die Ventilation nicht nur gegen die Luftverderbniss durch Menschen, sondern auch gegen die Hitze und die Verbrennungsprodukte der Flamme gerichtet werden muss, während sie es bei elektrischer Beleuchtung nur mit dem Athem und der Hautausdünstung der Menschen und deren Folgen zu thun hat.

Dr. Max v. Pettenkofer,
k. geheimer Rath und Professor.

München, den 13. Juni 1883.

Tabelle zu vorstehendem Gutachten
von Prof. **M. v. Pettenkofer.**

Temperatur der Luft im Theater.

	Gasbeleuchtung						Elektrische Beleuchtung					
	I. Versuch 2. Mai 83 leeres Haus Temp.i Freien 11,8° C.			II. Vers. 6. Mai 83 volles Haus Temp.i.Freien 11,5° C.			III. Vers. 29. Mai 83 leeres Haus. Temp.i.Freien 17,6° C.			IV. Vers. 10. Juni 83 volles Haus. Temp. i. Freien 15° C.		
	Parket	I. Rang	III.Rang	Parket	I. Rang	III.Rang	Parket	I. Rang	III.Rang	Parket	I. Rang	III.Rang
Minimum	15,2	16,2	16,2	16,0	16,8	21,6	16,6	17,2	17,6	17,6	18,0	18,8
Maximum	16,5	19,4	25,4	22,2	23,6	29,0	16,9	18,0	18,5	19,6	21,2	23,0
Differenz	1,3	3,2	9,2	6,2	6,8	7,4	0,3	0,8	0,9	2,0	3,2	4,2

Besonders ist aus dem Gutachten der Passus zu berücksichtigen, welcher betont, dass die elektrische Glühlichtbeleuchtung eine geringere Ventilation erfordert, als die Gasbeleuchtung. Was für die Theater gilt, hat auch Geltung für andere Lokalitäten, und somit ergiebt sich, dass die Glühlampe allein im Stande ist, eine Beleuchtung geschlossener Räume zu ermöglichen, welche hygienischen Anforderungen entspricht.

II.

Beleuchtung und Schädigung der Augen.

Genaue statistische Erhebungen haben zweifellos erkennen lassen, dass die Zahl der Kurzsichtigen, namentlich auf höheren Lehranstalten, im Zunehmen begriffen ist.

Auf Grund dieser Erhebungen sind die Ursachen der Zunahme der Kurzsichtigkeit aufgesucht worden und Mittel zur Abhülfe in Vorschlag gebracht.

Es ist unzweifelhaft, dass besonders die mangelhafte Beschaffenheit der gebräuchlichen Lichtquellen und deren unrationelle Benutzung den meisten Schaden bringen, und leitet desshalb auch Prof. Hermann Cohn*) (Breslau) seinen am 18. Mai d. J. auf dem hygienischen Congresse zu Berlin gehaltenen Vortrag über künstliche Beleuchtung, dem wir in dem vorliegenden Kapitel viele höchst interessante Daten entnommen haben, mit folgenden Worten ein: „Die Ansprüche,

*) Dieser Gelehrte erhielt auf der Hygiene-Ausstellung wegen seiner graphischen Darstellung über die Zunahme der Kurzsichtigkeit in den deutschen Gymnasien die goldene Medaille.

welche in Bezug auf Verbesserung der künstlichen Beleuchtung in früherer Zeit von sehr hervorragenden Männern gestellt wurden, müssen wohl sehr geringe gewesen sein. Als Beweis diene ein wenig bekannter Vers des grössten deutschen Dichters. Goethe sagt wörtlich in seinen Sprüchen in Reimen (Band III, S. 13 Cotta'sche Ausgabe 1855):

„Wüsste nicht, was sie Besseres erfinden könnten
Als wenn die Lichter ohne Putzen brennten."

Eine grössere Erfindung betreffs der künstlichen Beleuchtung wünschte also ein Goethe nicht. Die Dunkelheit der Kerze scheint ihn weniger genirt zu haben, als die Unbequemlichkeit des Putzens.

Welche Ansprüche stellen wir dagegen heute an die künstliche Beleuchtung? Eine Putzscheere findet sich, höchstens noch als Curiosität in einem Alterthumsmuseum; die Talglichter sind verbannt; die Nacht wird durch das elektrische Licht in Tag verwandelt, und immer noch bemühen sich die bedeutendsten Männer, die künstliche Beleuchtung zu vervollkommnen.

Mit diesem enormen Aufschwunge der Technik der künstlichen Beleuchtung sind aber die hygienischen Untersuchungen über den Einfluss der verschiedenen künstlichen Beleuchtungsarten auf unser Auge leider gleichen Schritt durchaus nicht gegangen."

Die Hygiene verlangt von einer dem Auge nicht schadenden, künstlichen Beleuchtung, dass sie*)

1. eine hinlängliche Lichtmenge entwickle,
2. nicht zu grell sei,

*) Wiel und Gnehm, Hdbch. der Hygiene. 1878—1880. S. 427. Schürmann-Eversbusch. „Die Hygiene der Augen." Preisschrift.

3. durch Wärmestrahlung sich nicht unangenehm bemerkbar mache,
4. ein stetiges und gleichmässiges Licht gebe und endlich
5. eine möglichst geringe Luftverschlechterung herbeiführe.

Wenn auch zugestanden werden muss, dass die beiden ersten Forderungen durch die jetzt gebräuchlichste Lichtquelle, das Gaslicht, genügend erfüllt werden, da dasselbe sehr beträchtliche Lichtmengen zu liefern im Stande ist, deren Intensität durch Milchglasteller oder Glocken gemildert werden kann, so muss jedoch hinsichtlich der drei letzten Punkte die Gasbeleuchtung als durchaus unhygienisch bezeichnet werden. Edison's Beleuchtungssystem ist es nun, welches gänzlich frei von den oben bezeichneten Mängeln der jetzt gebräuchlichen Beleuchtungsarten, dagegen mit allen den Vorzügen ausgerüstet ist, welche die Hygiene von einer guten Beleuchtung verlangt.

Die Untersuchungen der Augenärzte haben ergeben, dass mit Abnahme der Lichtintensität die Sehschärfe sinkt und zweifellos die Kurzsichtigkeit, namentlich der Schuljugend, vor allen Dingen in der schlechten und unzureichenden Beleuchtung der Schulräume ihren Grund hat. Die in dem oben citirten Vortrage mitgetheilten Untersuchungen des Prof. Hermann Cohn zeigen, dass das elektrische Licht in Folge seiner grösseren Helligkeit gegenüber dem Gaslichte die Sehschärfe um $^1/_5$—$^1/_2$ erhöht, wesshalb derselbe auch seine Ansicht dahin ausspricht, dass die Einführung des elektrischen Lichtes in den Schulen wohl nur eine Frage der Zeit sei. Sehr wichtig sei auch die Beobachtung von Carp in Marburg, der gefunden hat, dass bei Kurzsichtigen die Sehschärfe bei schlechter Beleuchtung ausserordentlich viel schneller abnimmt als bei Normalsichtigen.

Bezüglich der Frage nach dem Minimum des Lichtes, bei welchem das Auge noch arbeiten kann, stimmen die Ansichten des Prof. Cohn mit denen des französischen Gelehrten Javal überein, welcher sagt: „Il n'y a donc jamais trop, il n'y a jamais assez de lumière artificielle". So lautet dann eine weitere Aufgabe der Hygiene: „Man schaffe dem Arbeitenden möglichst viel künstliches Licht."

Besonders nachtheilig für die Gesundheit ist die dem Gaslichte entströmende Hitze, welche eine Austrocknung des Auges, Erhitzung des Kopfes, Blutandrang nach demselben mit folgendem Kopfschmerze bewirkt. Versuche von Prof. Cohn haben gezeigt, wie sehr auch in diesem Punkte das elektrische Glühlicht dem Gaslicht überlegen ist. Bringt man z. B. ein berusstes Thermometer 10 cm entfernt von einer Gasflamme von 20 Normalkerzen und ein zweites ebensolches Thermometer in derselben Entfernung vor einer zwanzigkerzigen Edison-Glühlampe an, so steigt bei einer Zimmertemperatur von 14° nach 10 Minuten das Thermometer in der Nähe des Glühlichts um 12,8°, das in der Nähe des Gaslichtes dagegen um 23,5°, also annähernd um das Doppelte! Der gleiche Versuch wurde bei einer Zimmertemperatur von 12° wiederholt, und zeigten die Thermometer entsprechend 11° und 22,6°.

Hierauf wurde mit einer empfindlichen Thermosäule gemessen, die aus dem physikalischen Institute der Universität Breslau stammte, und deren Ausschläge vorher nicht mit dem Thermometer verglichen worden waren. Die Thermosäule gab beim elektrischen Lichte in 20 cm Entfernung einen Ausschlag von 45°, dagegen bei Gaslicht von 72°. Dr. Grätz, Privatdocent der Physik in München, hat später die Thermosäule genau auf Thermometergrade übertragen, und es stellte sich heraus, dass diese Ausschläge ganz genau 3° und 6° C. entsprachen, also wieder das Verhältniss 1:2 war. Daraus folgt, dass das Gaslicht bei 20 cm Entfernung doppelt so stark erhitzt, wie das Glühlicht. Mit weiteren Untersuchungen in der Entfernung von $^1/_2$ m ist Prof. Cohn noch beschäftigt. Derselbe ist der Ansicht, dass bei dieser Entfernung die Differenzen noch viel mehr zu Gunsten des elektrischen Lichtes ausfallen dürften; denn in dieser Entfernung fühle man beim Glühlicht gar keine, beim Gaslichte aber noch eine ganz beträchtliche Wärme.

Die Empfindlichkeit des Auges gegen Wärme, berichtet Prof. Cohn weiter, sei übrigens bei verschiedenen Personen auch eine sehr verschiedene. Vor 15 Jahren habe er die Augen von 132 Schriftsetzern geprüft und 51 % kurzsichtig gefunden. Bei dieser Gelegenheit liess er sie abstimmen über die Beleuchtung, die ihnen am wünschenswerthesten sei. Nur 72 stimmten für Gas, die anderen 60 zogen der geringeren Hitze wegen Oel und Petroleum vor.

Von 72 Uhrmachern erwiesen sich nur 9 % als kurzsichtig. Die Uhrmacher müssen bei ihren feinen Arbeiten die Flamme ganz besonders nahe, — auf 25 selbst 18 cm — an das Auge bringen, und in der That stimmten 54 also $^3/_4$ der Uhrmacher für Oel oder Petroleum, da das Gas ihr Auge zu sehr austrockene.

Natürlich könne man ja die Hitzewirkung verringern, allein bekanntlich nimmt die Helligkeit im Quadrat der Entfernung ab, und man müsse also eine doppelte, und selbst eine vierfache Menge von Licht brauchen, wenn man die Hitze vermeiden und doch gleiche Helligkeit haben wolle. Das alles sei aber bei Glühlicht nicht nöthig, da es eben fast gar nicht erhitzt.

Diese und andere Versuche — wir erinnern hier an das oben angeführte Gutachten von Prof. v. Pettenkofer — sowie die zahlreichen praktischen Anwendungen des Edison-Lichtes haben zur Genüge bewiesen, dass die Wärmeentwicklung desselben eine so geringe ist, dass durch dieselbe ein schädlicher Einfluss auf den menschlichen Körper nicht stattfindet.

Bei Erörterung der Frage, welchen Schaden die zuckende Beleuchtung dem Auge bringt, sagt unser mehrfach erwähnter Gewährsmann: „Wenn eine Flamme zuckt, so wechselt die Beleuchtungsintensität ausserordentlich schnell. Die Netzhaut ist aber für sehr kleine Lichtunterschiede schon sehr empfindlich, wie viel mehr, wenn die Unterschiede sehr grosse sind. Wenn nun die Intensität so ausserordentlich schnell wechselt, wie bei den zuckenden Flammen, so wird die Netzhaut auf das Peinlichste gereizt, und die Arbeit ist auf die Dauer unmöglich. Welche Veränderungen dabei in der Netzhaut vor sich gehen, weiss man noch nicht mit Sicherheit, vielleicht muss auch die Accommodation sich dabei fortwährend ändern, aber das Eine steht positiv fest: „Das zuckende Licht ist unerträglich“.

Ein weiterer Vorzug der Glühlampen liegt nun aber gerade darin, dass sie absolut ruhig und gleichmässig brennen, während die gebräuchlichen Gasflammen fortwährend zucken und flackern. Die Ruhe des Glühlichtes in Gemeinschaft mit seiner etwas weisseren Farbe haben eine ausserordentlich glänzende Lichtwirkung zur Folge; ausserdem thut das Licht den Augen wohl, verleiht den Farben einen besonders warmen Ton und verändert dieselben weit weniger als das Gaslicht. Die sehr eingehenden Versuche von Prof. O. E. Meyer in Breslau (s. Centralblatt für Elektrotechnik) über die Farbe des elektrischen Lichtes geben hierfür den Beweis. Derselbe hat bestimmt, in welchem Verhältnisse die Helligkeit des elektrischen Bogen- und Glühlichtes und des Gaslichtes zu derjenigen der Sonne steht, wenn die letztere so weit abgeschwächt ist, dass die Helligkeit des gelben Lichtes in allen vier Lichtquellen dieselbe ist.

	Gaslicht	Elektr. Glühlicht	Elektr. Bogenlicht
Roth	4,07	1,48	2,09
Gelb	1,00	1,00	1,00
Grün	0,43	0,62	0,99
Blaugrün	—	0,29	—
Blau	0,23	0,21	0,87
Violett	0,15	0,17	1,03
Aeusserstes Violett	—	—	1,21

„Man erkennt aus diesen drei Zahlenreihen sofort", bemerkt Prof. O. E. Meyer zu vorstehender Tabelle, „dass alle drei Lichter im Vergleich mit der Sonne röthlichgelb erscheinen müssen, da sie einerseits reich an rothen, andrerseits zu arm an blauen Strahlen sind, um ihren Gehalt an gelbem Licht zu Weiss zu ergänzen. Von den drei Lichtern ist das Gaslicht am stärksten roth gefärbt, das Bogenlicht ist, wie bereits früher bemerkt wurde, im Vergleich mit der Sonne gelb mit einem Stich ins Röthliche; das Glühlicht steht zwischen beiden in der Mitte. Hierauf beruht der angenehme Eindruck, den das Glühlampenlicht auf unser Auge macht. Das Licht der Glühlampe besitzt nicht das in dem Gaslichte vorhandene Uebermaass an Roth, also an derjenigen Farbe, welcher so häufig die Bezeichnung „brennend", „schreiend" u. dergl. beigelegt wird; und andrerseits gibt es nicht die geisterhafte Beleuchtung, welche das Bogenlicht durch seinen Gehalt an violettem Lichte bewirkt."

Prof. Cohn resumirt den Inhalt des erwähnten Vortrages zuletzt dahin, dass es eine Hauptaufgabe der Hygiene sei, die Eigenschaften des Tageslichtes auch beim künstlichen Lichte möglichst nachzuahmen, da das zerstreute Tageslicht dem Auge niemals schädlich ist. Daher dürfe die künstliche Beleuchtung 1) nicht blenden, 2) nicht spärlich sein, 3) nicht die Augen erhitzen und 4) nicht zucken. Man sei daher den Elektrikern zu grösstem Danke verpflichtet, da sie gezeigt haben, wie schlecht die bisherigen Beleuchtungsarten waren, so dass ein edler Wetteifer in der Verbesserung der anderen Lichtquellen nothwendig folgen musste. Der Lichthunger, welcher im Publikum durch die elektrische Beleuchtung erregt worden ist, lasse sich nicht mehr zurückdämmen und das sei gut. Denn durch bessere Beleuchtung werde der Verbreitung der Kurzsichtigkeit vorgebeugt und vielen Augen, deren Sehschärfe nicht mehr vollkommen sei, Nutzen gebracht. Das Hauptergebniss seiner Untersuchungen sei das, dass die Augen am meisten geschädigt werden durch zu geringe Beleuchtung. Der Hygieniker müsse mit Goethe's letzten Worten schliessen „Mehr Licht.“

Hieran schliessen sich die für die Gesundheitspflege im höchsten Grade wichtigen Entdeckungen des Berliner Universitätsprofessors Dr. Arthur Christiani, dessen neuste Untersuchungen schlagend dargethan haben, dass das Licht auch einen hervorragenden Einfluss auf die vegetative Sphäre der menschlichen und thierischen Leibesökonomie ausübt und zwar in günstiger Weise. Dieser Forscher hat durch eingehende Beobachtungen und Experimente an Thieren die äusserst interessante und bedeutsame Thatsache festgestellt, dass abgesehen von den sonstigen Sinneswirkungen, die Erregung der Sehnerven, auch einen ganz bestimmten Theil des Mittelgehirnes, namentlich das von demselben dort entdeckte Athmungscentrum belebt und in gesteigerte Thätigkeit versetzt.

Diesen belebenden, den Athmungsprocess fördernden Einfluss kann die künstliche Beleuchtung jedoch nur dann ungehindert ausüben, wenn sie frei von allen üblen Nebenwirkungen ist, wenn nicht die Erhitzung und Verderbniss der Luft den physiologischen Nutzen des Lichtes aufheben und zu Schanden machen. Da die elektrische Beleuchtung nach dem Edison-System alle jene Schädlichkeiten ausschliesst, so verdient sie den Vorzug vor sämmtlichen Beleuchtungsarten, und es dürfte das Wohlbehagen, welches den Aufenthalt in Räumen begleitet, die mit elektrischen Glühlampen erleuchtet sind, eine Erklärung durch die Entdeckungen Christiani's finden.

Von verschiedenen Gesichtspunkten ausgehend, kommen Prof. v. Pettenkofer und Prof. Cohn zu ein und demselben Resultate, dass nämlich die Beleuchtung durch elektrische Glühlampen, sowohl in Bezug auf die allgemeine Hygiene, als auch auf die Hygiene des Auges, Vortheile bietet, welche allen anderen Beleuchtungsarten mangeln, während die neusten Arbeiten von Prof. Christiani auf eine Bedeutung des elektrischen Glühlichtes für die Gesundheitspflege hinweisen, welche, bisher unbekannt, umsomehr gewürdigt werden wird, je umfassender die hierauf bezüglichen Untersuchungen und Erfahrungen sich gestalten.

Schon allein diese Uebereinstimmung dreier Autoritäten stellt der Edison-Beleuchtung ein Zeugniss ihrer Vorzüge aus, wie es beweiskräftiger nicht sein kann.

III.

Die Feuersicherheit des Edison-Glühlichts.

Die zunehmende Zahl grosser Brände hat Veranlassung gegeben, dass in den letzten Jahren bedeutende Anstrengungen gemacht worden sind, Vorrichtungen zu construiren und einzuführen, durch welche eine entstandene Feuersgefahr schnell beseitigt wird. Während hierin thatsächlich ausserordentliche Fortschritte gemacht worden sind, wie die diesjährige Ausstellung auf dem Gebiete der Hygiene und des Rettungswesens wohl beweist, hat man unseres Erachtens sich bisher viel zu wenig damit beschäftigt, Mittel aufzufinden, um das Entstehen eines Brandes, — welcher schnell von den kleinsten Anfängen die gefährlichsten Dimensionen annehmen kann, — möglichst zu verhindern. Unzweifelhaft ist es, dass eine grosse Zahl aller Brände durch die Beleuchtung verursacht worden ist. Fölsch giebt in seinem sehr interessanten Buche über Theaterbrände auf Grund statistischer Erhebungen an, dass die während der Vorstellung begonnenen Brände, beinahe ausnahmslos durch offenes oder schlecht geschütztes Licht entstanden sind. Es möge hier daran erinnert werden, dass das grosse Brandunglück 1876 im Brooklyner Theater, bei dem 283 Menschen unter den Trümmern des Gebäudes begraben wurden, durch Entzündung einer Decoration an der Coulissenlampe veranlasst wurde. Noch in unser Aller Gedächtniss ist der schreckliche Ringtheater-Brand in Wien, welcher 450 Personen das Leben kostete; derselbe entstand durch Unvorsichtigkeit beim Anzünden der Soffittenflammen. Aber nicht nur die offenen Gasflammen geben zu Bränden Veranlassung, vielmehr ist auch eine ganze Reihe derselben durch Gasexplosionen verursacht worden. Die auf der Bühne befindlichen, meist offen liegenden Gasröhren sind verhältnissmässig leicht einer Beschädigung ausgesetzt; sehr häufig entsteht Feuersgefahr durch ein Undichtwerden oder Zerreissen der Schläuche, mittelst deren den Versetzstücken das Gas zugeführt wird. Eine derartige Gasexplosion gleich nach Beginn der Vorstellung hatte den Brand des Theaters in Nizza (1881) zur Folge, bei dem 150—200 Personen das Leben einbüssten.

Angesichts dieser Thatsachen sollte man nicht mehr zögern, in allen den Fällen, wo die Beleuchtung eine Feuersgefahr herbeiführen könnte, die gefahrlose, gänzlich feuersichere Glühlichtbeleuchtung von Edison einzuführen. Die Edison-Glühlampe besteht aus einer hermetisch verschlossenen luftleeren Glasglocke, welche im Innern einen mit den Stromzuleitungsdrähten verbundenen Bügel aus verkohlter Bambusfaser enthält; dieser Kohlenbügel erglüht und strahlt Licht aus, sobald ein elektrischer Strom ihn durchfliesst. Infolge dieser Construction der Glühlampen ist es nicht möglich, dass sich ein in ihre Nähe gebrachter, leicht brennbarer Körper entzünden kann. Zerbricht die Glasglocke durch Zufall, so erlischt die Lampe infolge Verbrennens des Kohlenbügels so plötzlich, dass ein Entzünden in unmittelbarer Nähe befindlicher, leicht brennbarer Körper, wie Versuche gezeigt haben, nicht eintritt.

Auch durch die Leitungen kann Feuer nicht entstehen, sobald die Anlage sorgfältig und von einem mit dem Glühlichtsystem gehörig vertrauten Unternehmer ausgeführt worden ist. Um ein Glühendwerden der Leitungen in Folge zu starken Stromes zu verhindern, sind in gewissen, durch die Erfahrung genau bestimmten Abständen Bleidrähte in dieselben eingeschaltet. Lange bevor nun an irgend einer Stelle eine Erhitzung der Leitungen in Folge Durchganges zu grosser Elektricitätsmengen eintritt, schmilzt der dieser Stelle zunächst befindliche Bleidraht, wodurch der Strom selbstthätig unterbrochen wird. Durch Versuche kann man sich leicht von der zuverlässigen Wirkung dieser Bleieinschaltungen überzeugen. Wenn Dr. Schilling in seinem Journale für Gasbeleuchtung Brände anführt, welche durch elektrische Beleuchtung herbeigeführt sein sollen, so handelt es sich dort entweder um Anlagen, welche vor dem Bekanntwerden der Sicherheitsbleieinschaltungen gemacht worden sind, oder um solche, die von Unternehmern ausgeführt wurden, welche, in mangelhafter Nachahmung des Systems Edison's, die von letzterem erfundenen Bleieinschaltungen nicht benutzten. Das von Dr. Schilling weiter gehegte Bedenken, dass bei ausbrechendem Feuer diese Beleuchtung sogleich gänzlich versage, dürfte hinfällig sein, da die mit imprägnirter Baumwolle umsponnenen Leitungsdrähte nicht mehr gefährdet sind, als die Rohrleitungen der Gasbeleuchtung, sondern im Gegentheil eine ziemlich bedeutende Erhitzung vertragen, so dass die Zerstörung der einzelnen Glühlampen nur in dem Masse allmählich erfolgen könnte, wie das Feuer um sich greift, während bei der Gasbeleuchtung sofort der Haupthahn geschlossen werden muss.

Nebenbei möge auch erwähnt werden, dass eine Gefahr für das Leben der Menschen bei Anwendung der Glühlichtbeleuchtung gänzlich ausgeschlossen ist, da elektrische Ströme von solcher geringen Spannung in Anwendung kommen, dass man selbst Leitungen, welche hunderte von Pferdekräften übertragen, berühren kann, ohne einen merklichen Schlag zu erhalten.

Ueber die Frage der Feuersicherheit der elektrischen Beleuchtung hat sich Dr. Werner Siemens im „Centralblatt für Textil-Industrie" ausführlich geäussert. Bei der Wichtigkeit dieses Gutachtens theilen wir die interessantesten Punkte desselben mit. Es heisst in demselben u. A.: . . . „Die Gasbeleuchtung bleibt auch bei sorgfältigster Anlage stets in hohem Grade feuergefährlich — ganz abgesehen von der directen Lebensgefahr, — denn jeder offengelassene oder undicht gewordene Gashahn kann eine lebens- und feuergefährliche Explosion hervorbringen. Dasselbe gilt von undicht gewordenen Rohrleitungen. Dagegen ist eine solide und sachgemäss angelegte elektrische Beleuchtung fast gänzlich ungefährlich. . . . In Räumen, in welchen viele brennbare Fäden oder sonstige Stoffe umherfliegen, oder in welche brennbare Dämpfe eindringen können, wird ein Sachverständiger keine offenen Flammen — seien es Gas-, Petroleum- oder elektrische Flammen anbringen. Für solche Räume eignen sich besser die Glühlichter. Bei diesen ist die Feuersgefahr bei richtiger Anlage wirklich beinahe verschwindend klein, da der leuchtende Körper hermetisch in einer Glaskugel eingeschlossen ist. In Räumen, in welchen brennbare Stoffe mit den Wänden der Glaskugel in Berührung kommen können, kann man ausserdem Doppelglocken anwenden, um eine Entzündung an den heissen Wänden der Glaskugeln zu verhindern. Bei einer nicht mit Sachkenntniss und grösster Solidität ausgeführten Glühlichtanlage kann allerdings eine Gefahr dadurch eintreten, dass die Leitungen nicht richtig berechnet sind und sich erhitzen, oder dass sie nicht sicher eingebettet und befestigt oder schlecht isolirt sind. Endlich auch dadurch, dass nicht genügende Sicherheitsvorrichtungen angebracht sind, die verhindern, dass der elektrische Strom stärker werden kann, wie es die Drähte vertragen. In allen diesen Fällen kann es vorkommen, dass Drähte sich in gefährlicher Weise erhitzen oder durch zufällige Berührung zweier Drähte an der Berührungsstelle elektrische Flammen sich bilden, welche zünden können. Das Alles darf bei einer gut und mit Sachverständniss gemachten Anlage aber gar nicht vorkommen, so wenig wie es vorkommen darf, dass Gasleitungen undicht oder dem Zerbrechen etc. ausgesetzt sind. So richtig es demnach ist, dass schlecht angelegte elektrische Beleuchtungseinrichtungen feuergefährlich sein können, so unrichtig ist es, das System der elektrischen Beleuchtung überhaupt für feuergefährlich oder gar für feuergefährlicher als die Gasbeleuchtung zu erklären! . . ."

Das Publikum wird hiernach also die Ausführung von Beleuchtungsanlagen, gerade wie die anderer technischer Anlagen, nur solchen Unternehmern anvertrauen dürfen, deren Kenntnisse und Erfahrungen eine volle Gewähr für gute und solide Ausführung bieten. Leider lässt sich nicht verkennen, dass bei der schnellen Entwickelung des elektrischen Beleuchtungswesens sich diesem neuen Industriezweige Manche zuwandten, denen die erforderliche Sachkenntniss fehlte. Die leicht erklärlichen Misserfolge derartiger Unternehmer tragen dann leicht dazu bei, eine an sich gute und lebensfähige Sache in den Augen des Publikums herunterzusetzen.

Die Frage der Brauchbarkeit und Zweckmässigkeit des elektrischen Glühlichtes wird bisher vielfach im Zusammenhange mit der Frage der Theaterbeleuchtung verhandelt. Und dies ist auch sehr natürlich; denn die entsetzlichen Unglücksfälle der letzten Jahre haben die Techniker gezwungen, nicht nur

Vorsichtsmassregeln gegen die bestehenden Beleuchtungsarten zu ergreifen, sondern auch daran zu denken, die bisherigen, sehr gefahrvollen Beleuchtungsmittel durch neue und zweckentsprechendere zu ersetzen. Einen sehr werthvollen Beitrag liefert ein Gutachten der Kgl. Akademie des Bauwesens, welches aus Veranlassung der Katastrophe im Theater von Nizza im Auftrage des Ministers der öffentlichen Arbeiten abgegeben wurde. Auf den ersten Theil des Gutachtens, welcher sich ausschliesslich auf die Anordnungen und Einrichtungen bezieht, welche in bautechnischer bezw. baupolizeilicher Hinsicht zur Verminderung der Feuersgefahr in Theatern dienen, wollen wir hier nicht näher eingehen, dagegen einen Auszug aus dem zweiten Theile bringen, welcher speciell auf die Beleuchtung Bezug hat. Es heisst daselbst:

„1) Die Feuergefährlichkeit der Theater beruht vorzugsweise auf der Verwendung leicht entzündlicher und nach der Entzündung rasch aufflammender und das Feuer schnell weiter verbreitender Stoffe zur Ausstattung des Bühnenraums, bei Anwendung

2) einer Beleuchtung, welche starke Wärme verbreitet, brennbare Gegenstände entzündet und heisse Verbrennungsgase entwickelt, die an den leicht entzündlichen Stoffen vorüberstreifend, nach dem Schnürboden aufsteigen.

3) Vollständige Sicherheit kann deshalb nur durch die Beseitigung der verbrennbaren Gegenstände oder durch die Beseitigung der Erleuchtung mit „offenem Licht" und deren Ersatz durch die Beleuchtung mit verschlossenem und zwar möglichst „luftdicht verschlossenem Licht" erzielt werden.

4) Die Grösse der Feuersgefahr nimmt naturgemäss mit der Menge der leicht entzündlichen Gegenstände und mit der Anzahl der Gasflammen bezw. offenen Lichte zu und ab. Sie wächst somit im Allgemeinen mit der Grösse der Bühne.

Ebenso wächst bei ausgebrochenem Feuer die Gefährdung der Zuschauer mit der Anzahl der letzteren, im Allgemeinen also mit der Grösse des gefüllten Zuschauerraumes.

Es wird deshalb zur Verhütung von Unfällen die feuersichere Anlage und Ausstattung der Theater um so dringender, je grösser die letzteren sind."

In dem Gutachten wird zunächst der Ersatz aller Constructionstheile aus Holz durch solche aus Eisen und wo dieses nicht zulässig ist, die Imprägnirung aller Hölzer und Gewebe gefordert, vor allen Dingen aber die Beseitigung des offenen Lichts empfohlen, da letzteres nach den statistischen Angaben von Fölsch (s. oben) bei den während der Vorstellung begonnenen Bränden beinahe ausnahmslos die Veranlassung gewesen ist. Nach derselben Quelle gehören auch alle Theater, welche kurz vor Einlass des Publicums durch unvorsichtiges Entzünden der Gas- oder Oelflammen in Brand geriethen, zu der reich vertretenen Kategorie derjenigen Bühnenanlagen, welche durch schlecht behütetes offenes Licht zu Grunde gingen.

Es heisst dann in dem Gutachten weiter:

„Es kann dies nicht überraschen, da auf der Bühne die grosse Menge leicht entzündlicher Gegenstände mit einer grossen Anzahl offener Flammen durchsetzt ist, um dem Bedürfniss einer hellen Beleuchtung Genüge zu thun. Diese Flammen müssen wenigstens zum Theil abwechselnd entzündet und gelöscht und den beabsichtigten künstlerischen Effecten entsprechend an verschiedene Stellen der Bühne gebracht werden. Jede falsche oder verunglückte Bewegung einer Coulisse oder eines anderen feuerfangenden Gegenstandes, jeder Bruch eines Bewegungsmechanismus kann eine Berührung entzündlicher Gegenstände mit offenen Flammen, mithin die Gefahr einer Entzündung herbeiführen. Noch wesentlich erhöht wird diese Entzündungsgefahr durch die Anwendung des Leuchtgases. Erfolgt dabei auch das Anzünden der Flammen auf die verhältnissmässig sicherste und gefahrloseste Weise, auf elektrischem Wege, so kann die Zündung doch versagen. Dann strömt das Gas unverbrannt aus, und der nächste Zündungsversuch bewirkt eine Explosion, die auch entferntere Gegenstände direct in Brand stecken oder sie anderen offenen Lichten zuschleudern kann. Fast noch grösser ist die Gefahr, wenn die Entzündung nur an einzelnen Stellen versagt, ohne dass dieses Versagen sofort wahrgenommen wird. Dann bildet sich über einzelnen Ausströmungsöffnungen ein Gasgemisch, welches sich explodirend entzündet, sobald es die offenen Flammen erreicht, wodurch die Feuersgefahr direct auf weit entfernte Punkte übertragen werden kann. In gleicher Weise können Beschädigungen der weit verzweigten Gasleitungen gefährlich wirken.

Diese Vorgänge geben Fölsch Anlass zu dem Ausspruche, dass „das allgemein und in allen civilisirten Ländern gültige Verbot von offenen Flammen an feuergefährlichen Orten — auffallend genug — für Theater ganz ignorirt wird, obwohl, soweit bekannt, in keinem Staate diese Ausnahmestellung der Theater durch ein Gesetz oder durch eine Verordnung gestattet ist.“

Die Beseitigung des offenen Lichtes aus den Theatern, so lange in letzteren leicht entzündliche und aufflammende Gegenstände in grösseren Mengen benutzt werden, muss deshalb als ein unbedingtes Erforderniss der Feuersicherheit bezeichnet werden. Das Hülfsmittel hierzu bietet das elektrische Glühlicht“.

Nach einer kurzen Besprechung der Construction der Glühlampen und ihrer speciellen Vorzüge für Theaterbeleuchtungszwecke heisst es in dem Gutachten weiter: „Unter Berücksichtigung aller schon bewährten günstigen Eigenschaften dieser Beleuchtungsmethode muss man sich jedoch unbedingt dahin entscheiden, dass dieselbe als geeignet und berufen erscheint, die Feuersgefahr der Schaubühne auf ein Minimum zu reduciren, ohne jede Beeinträchtigung des Zweckes der letzteren.

Obschon die Beleuchtung des Zuschauerraumes der Theater weit weniger Gefahren mit sich führt, wie die der Bühne, erscheint es doch rathsam, auch für diesen und überhaupt für das ganze Haus zur elektrischen Beleuchtung überzugehen. Ausser der grösseren Sicherheit gegen Feuerschaden bietet die elektrische Beleuchtung des Zuschauerraumes noch den grossen Vortheil, dass die Wärmeentwickelung verhältnissmässig bei ihr sehr gering ist, und dass vor allen Dingen die Luft durch die Beleuchtung nicht verdorben wird. Das Ventilationsproblem lässt sich bei allgemeiner elektrischer Beleuchtung daher leichter lösen als bei Gasbeleuchtung.“

Zu unsrer grossen Genugthuung sehen wir, dass nun auch die Feuerversicherungs-Gesellschaften anfangen, sich von der grossen Feuersicherheit der elektrischen Glühlichtbeleuchtung zu überzeugen und daher hoffentlich bald allgemein die Prämien bei Anlagen mit Glühlichtbeleuchtung herabsetzen werden. Die Magdeburger Feuerversicherungs-Gesellschaft äussert sich in einem ihrer Haupt-Agentur-Circulare über den jetzigen Stand der Beleuchtungsfrage u. A. folgendermassen:

„Von allen objectiven Gefahrsmomenten, denen das Feuerversicherungsgeschäft, besonders bei Deckung industrieller Anlagen, unterworfen ist, nimmt zweifellos die Beleuchtungsgefahr den hervorragendsten Platz ein; ihr begegnen wir überall in mehr oder weniger drohender Gestalt, je nach dem Character der versicherten Risiken. Es ist deshalb in erster

Linie von jeher unsere Aufgabe gewesen, diese überall vorhandene Gefahr mit aller Aufmerksamkeit zu verfolgen und ihr, so viel als möglich von ihrem Beginn an, entgegenzutreten, also von der Aufbewahrung der zur Füllung der Lampen erforderlichen Materialien, von dem Putzen und Füllen der Lampen mit Rüböl oder Petroleum, von der Herstellung des Gases, sofern diese auf dem betreffenden Risico selbst stattfindet, und von der Gasleitung bis zu den verschiedensten Arten der Gaslampen.

Ganz besonders hatten wir aber auf die Beleuchtung der feuergefährlichen Betriebe und unter diesen wiederum derjenigen zu achten, bei denen es sich um Ausströmung leicht entzündlicher explosibler Gase oder Mischungen fester Körper in feinem Zustande mit der Luft handelte, und gerade bei diesen Betrieben ist bisher unser Bestreben, die Gefahr genügend einzudämmen, nur in sehr unvollkommenem Masse mit Erfolg gekrönt worden, denn wir dürfen uns nicht verhehlen, dass das Auskunftsmittel der Aussenbeleuchtung und der Verwendung von Sicherheitslampen nach Davy'schem Systeme im Innern der betreffenden Räume doch nur in solchen Fällen ausgiebigen zuverlässigen Schutz gewährt, in denen die vorgeschriebene Beleuchtung für den Betrieb ausreicht. Wo dies nicht der Fall ist, wo vielmehr ein grösseres Lichtbedürfniss, wenn auch nur zeitweilig, befriedigt werden muss, begegnen wir immer und immer wieder der verbotenen Beleuchtung mit genügend leuchtenden, aber ungenügend geschützten Lampen, Laternen oder Kerzen. Vor allen Gefahrsmomenten der Beleuchtung tritt aber in den Vordergrund die Anzündegefahr der Lampen etc., sie mögen beschaffen sein, wie sie wollen. Wir dürfen nicht die Augen vor der Thatsache verschliessen, dass alle unsere Verbote des Gebrauches von Streichhölzern oder offenen Lampen zum Anzünden der Beleuchtungsflammen, alle unsere Gebote und Empfehlungen, diese oder jene Methode dafür innezuhalten, nicht immer und überall durchgeführt werden, selbst da nicht, wo wir seitens der Versicherten uns des besten Willens versehen dürfen, dieser Gefahr auf das Ernsteste entgegenzutreten.

Vor Allem springt bei der elektrischen Beleuchtung der Wegfall der so verderblichen Anzündegefahr der einzelnen Flammen hervor, und dieser Punkt allein schon muss vom Standpunkte der Feuerversicherung als im hohen Grade massgebend für ihre Stellung zur Frage der elektrischen Beleuchtung erachtet werden. Ferner bietet die elektrische Beleuchtung in ihrer Leitung, sofern sie genügend isolirt ist, jedenfalls grössere Sicherheit, als jede andere Beleuchtungsart, bei welcher entweder flüssiger oder gasförmiger Brennstoff in mehr oder weniger gefährlichem Grade vorhanden und bereit ist, einen Brand hervorzurufen, oder doch zu verstärken. Auch ist die elektrische Lampe jedenfalls nicht gefährlicher, als andere Lampen, die schon durch ihre grosse Hitzeausstrahlung recht bedenklich sind, und bei Einrichtung von elektrischer Glühlichtbeleuchtung endlich darf von der Lampe selbst behauptet werden, dass sie Feuersicherheit in so vollkommenem Grade gewährt, selbst in den feuergefährlichsten Räumen, dass sich mit ihr keine andere Beleuchtungsart auch nur entfernt messen kann."

Es gewährt uns eine grosse Befriedigung, mittheilen zu können, dass bereits eine achtbare Zahl von Theaterdirektionen sich diesen und ähnlichen Ausführungen berufener Fachleute nicht verschlossen hat, sondern die Beleuchtung der betreffenden Theater mit Glühlicht ins Werk setzte. Desgleichen sind bereits viele Fabriken, Spinnereien, Webereien, Brauereien u. s. w. mit Glühlicht nach dem System Edison versehen. Trotzdem bleibt noch viel zu thun übrig, bevor die Arbeiten Edison's auf dem Gebiete des elektrischen Beleuchtungswesens zum segensreichen Gemeingut werden, aber es ist zu erwarten, dass je mehr die Lehren und Anforderungen der Hygiene — der Pflege des Menschen in gesunden Tagen — verstanden und populär werden, und die Feuersgefahr der üblichen Beleuchtungsmittel erkannt wird, auch jene künstliche Beleuchtung die ihr zukommende Verbreitung findet, die allen hygienischen Ansprüchen Rechnung tragende und gänzlich feuersichere Glühlichtbeleuchtung nach dem System Edison.

GPSR Compliance

The European Union's (EU) General Product Safety Regulation (GPSR) is a set of rules that requires consumer products to be safe and our obligations to ensure this.

If you have any concerns about our products, you can contact us on ProductSafety@springernature.com

In case Publisher is established outside the EU, the EU authorized representative is:

Springer Nature Customer Service Center GmbH
Europaplatz 3
69115 Heidelberg, Germany

Batch number: 10682323

Printed by Printforce, the Netherlands